Anthologie des pratiques incontournables en hygiène et salubrité au Québec

Anthologie des pratiques incontournables en hygiène et salubrité au Québec

Par

Gaétan Lanthier

Remerciements : Louis-Gilles Lafond et Stéphane Lafond.

Dépôt légal — Bibliothèque et Archives nationales du Québec, 2023.
Dépôt légal — Bibliothèque et Archives Canada, 2023.

ISBN 978-2-9817267-7-3

Table des matières

Introduction

Dans les arcanes d'un monde souvent inaperçu, là où chaque recoin renferme des histoires inédites, nous vous invitons à un voyage introspectif dans l'univers méconnu de l'entretien et de la maintenance des espaces qui nous accueillent au quotidien. À l'intersection de l'art et de la science, de la technique et du savoir-faire humain, se déploie une danse minutieuse orchestrée par des individus dévoués, les préposés à l'hygiène, dont la mission va bien au-delà du simple nettoyage : elle est une quête incessante de l'excellence, une volonté de créer des environnements où confort, propreté et harmonie règnent en maîtres.

Dans ce livre, nous levons le voile sur les divers facteurs qui sculptent et façonnent l'art de la maintenance. À travers une exploration profonde et contemplative, nous vous guidons sur les sentiers sinueux qui jalonnent le chemin vers une route de travail performante. Chaque chapitre dépeint avec minutie et délicatesse les nuances qui transforment une tâche quotidienne en une véritable œuvre d'art. Car oui, l'art est présent dans chaque geste précis, dans la chorégraphie silencieuse qui anime les espaces et les rend vivants.

Dans ces pages, vous découvrirez non seulement la complexité et la richesse qui résident dans l'organisation et la réalisation de l'entretien des espaces, mais également la passion et le dévouement qui alimentent cette profession souvent sous-estimée. Nous allons révéler les secrets bien gardés qui permettent de transformer des lieux ordinaires en espaces accueillants, tout en mettant en lumière les compétences et l'expertise nécessaires pour atteindre ce niveau de maîtrise.

Alors que nous nous aventurons plus profondément dans ce domaine, nous vous invitons à regarder au-delà de la surface, à percevoir la symphonie silencieuse qui résonne dans chaque action menée avec soin et précision. Nous vous convions à une réflexion sur l'importance de ces métiers dans la préservation de notre qualité de vie, dans la création d'environnements qui respirent la santé et la sérénité.

Nous vous convions donc à un voyage unique, une immersion dans l'univers détaillé et méticuleux des artisans de la propreté. Ainsi, nous espérons non seulement élargir votre perspective, mais aussi cultiver une appréciation renouvelée pour l'art de la maintenance, un domaine où chaque détail compte, où chaque effort contribue à créer un monde plus propre, plus sain et, en fin de compte, plus harmonieux.

Bienvenue dans une aventure où l'excellence est à portée de main, où la passion rencontre l'expertise, et où le chemin vers la perfection est pavé d'efforts inlassables et de dévouement indéfectible.

Rôles et responsabilités

Dans un environnement professionnel, le maintien d'une hygiène impeccable est primordial pour véhiculer une image professionnelle et assurer une qualité de vie au travail. Le préposé à l'entretien sanitaire joue un rôle clé à cet égard. Il ne suffit pas de se fier à son intuition ; une maîtrise approfondie des méthodes et une mise à jour continue de ses compétences sont essentielles. Ce métier nécessite une discipline personnelle, un désir de développement et une compréhension des techniques pour répondre aux exigences futures. Au-delà de l'hygiène, le préposé a la responsabilité de garantir un environnement sûr, en minimisant les risques d'accidents, d'incendies ou de contaminations.

Dans une organisation, le rôle de chef d'équipe est crucial. Il s'assure que les directives sont suivies, que les tâches sont bien réparties et que les techniques d'entretien sont à jour. Cependant, chaque préposé interagit également avec diverses générations au sein de son environnement de travail, allant des vétérans aux Gen Z. Chaque génération possède ses propres caractéristiques et nécessite une approche adaptée pour une interaction harmonieuse. Par exemple, alors que les boomers privilégient le travail d'équipe, la génération X valorise la flexibilité et la collaboration. Les milléniaux, quant à eux, sont tournés vers la technologie, et la génération Z, hyperconnectée, mise sur l'inclusivité et la transparence.

Un préposé doit posséder une panoplie de compétences, allant de la connaissance de son organisation aux spécificités du milieu dans lequel il opère, qu'il s'agisse d'un établissement scolaire, hospitalier ou commercial. La capacité à s'adapter rapidement, à travailler en équipe, à démontrer du leadership et à gérer la pression sont autant de qualités requises. L'efficacité d'un préposé dépend aussi de sa capacité à s'organiser, à prioriser la sécurité et à se soucier de la qualité.

Enfin, la synergie avec l'équipe de gestion du bâtiment est indispensable. Le préposé est une pierre angulaire de cette équipe, et son travail doit être aligné avec les objectifs de l'organisation. Sa capacité à évaluer les situations, à enseigner ses compétences et à communiquer efficacement avec les autres membres de l'équipe témoigne de son engagement et de son leadership.

Communication et approches

Une communication efficace avec les clients implique une écoute active, en s'assurant de parler seulement la moitié du temps, d'être pleinement engagé dans la conversation et de proposer des solutions qui correspondent à leurs besoins. En outre, il est essentiel d'impliquer le personnel, car leur engagement peut conduire à de meilleurs résultats et à une meilleure coordination.

Cela nécessite de comprendre leurs besoins, de promouvoir l'autonomie et d'adopter des normes basées sur les besoins des utilisateurs. Parallèlement, une gestion efficace du changement est essentielle, notamment en offrant des formations pertinentes, en comprenant les enjeux de sécurité et en impliquant tous les acteurs dans le processus d'amélioration.

La gestion générale doit régulièrement évaluer les ressources, planifier les tâches et s'assurer que le travail est de qualité constante. Enfin, un plan de formation continu est crucial pour retenir et développer les talents, avec un accent sur la mise à jour des compétences, la santé, la sécurité et l'organisation du travail.

Priorités et risques

La gestion des priorités et des risques est cruciale pour un préposé afin d'atteindre les résultats escomptés, nécessitant une collaboration continue avec les usagers.

Parallèlement au nettoyage, d'autres activités, telles que le lavage des mains, la formation ou les audits, nécessitent une coordination pour assurer leur bonne exécution.

Trois facteurs clés sont généralement pris en compte : les lieux classés par niveau de risque, les tâches à accomplir et la fréquence d'entretien. La motivation des préposés est essentielle pour augmenter le rendement, mettant en avant la nécessité d'avoir les bons produits, la reconnaissance et la recherche de la performance.

L'optimisation du travail peut être réalisée de plusieurs manières, comme en développant le travail à l'espace pour minimiser les déplacements, en investissant dans des produits et équipements de qualité, ou en évaluant correctement les niveaux de risque infectieux de chaque lieu.

La prévention et le contrôle des infections sont fondamentaux, d'autant plus avec les récents événements de pandémie. Trois facteurs clés à considérer sont l'usager, les activités fonctionnelles et l'intensité. La sécurité au travail doit être une priorité, avec des méthodes telles que la vérification régulière des méthodes de travail ou l'utilisation d'équipements de protection appropriés.

Surprenamment, un préposé ne consacre que 70 % de son temps au nettoyage, principalement à cause des déplacements. Il est donc primordial d'organiser de manière optimale les routes de travail. L'équilibre des charges de travail est aussi un défi à relever pour éviter les inégalités entre préposés.

Pour optimiser le travail, il est possible de répartir les secteurs en fonction de la charge, de choisir un horaire optimal et de réduire les dérangements. Enfin, il est important d'identifier et de classer les zones selon leur niveau de risque pour adapter les méthodes de travail en conséquence.

Qualité et environnement

La gestion de la qualité et de l'environnement est primordiale pour tout service d'entretien en cette époque marquée par la pénurie de main-d'œuvre et les défis posés par les changements climatiques. Pour y répondre, il est impératif de mettre en place un programme de gestion de la qualité associé à un plan vert.

La notion de qualité a grandement évolué au fil des décennies. À ses débuts, elle se concentrait principalement sur la correction des erreurs pour éviter de refaire le travail. Puis est arrivé le contrôle de la qualité, axé sur la vérification finale afin d'éviter la livraison de produits non conformes. Cela a été suivi par l'assurance-qualité, qui visait à garantir la constance dans la production d'un service ou d'un produit. Des références telles que la roue de Deming ont été utilisées pour simplifier et expliquer le processus d'amélioration continue de la qualité.

Les audits qualité sont des outils essentiels pour maintenir et améliorer cette qualité. Ces audits peuvent être de nature stratégique ou opérationnelle, avec une distinction entre les audits de structures (stratégiques), les audits de procédures (intermédiaires) et les audits de résultats (opérationnels).

Parallèlement à ces préoccupations qualitatives, la nécessité d'adopter une approche respectueuse de l'environnement, ou "plan vert", est plus pressante que jamais. Adopter un tel plan signifie se tourner vers des produits écoresponsables, ce qui apporte des avantages non seulement pour l'environnement, mais aussi pour la santé des employés, tout en réduisant l'absentéisme et les accidents. Pour être efficace, un plan vert doit prendre en compte plusieurs aspects, tels que les produits de nettoyage utilisés, la gestion des déchets, la maintenance des sols, le choix des produits papier, les équipements utilisés et la formation continue des employés.

Enfin, la démarche environnementale est souvent encapsulée dans le concept des 3RV-E, un principe fondamental pour la gestion écologique. Chaque organisation doit s'efforcer de l'intégrer dans ses pratiques quotidiennes pour assurer une approche durable et respectueuse de l'environnement.

Concepts techniques

Au cœur de la compréhension du nettoyage, se trouvent plusieurs concepts essentiels. Le premier est le "Cercle de Sinner", une représentation des quatre éléments clés du nettoyage : température, temps, travail et chimique. Ces éléments sont interdépendants, de sorte que si l'on augmente l'un, les autres peuvent être diminués.

La "température" est un élément essentiel du processus. La chaleur peut améliorer la qualité du nettoyage car certaines impuretés se dissolvent plus facilement à des températures élevées, comme c'est le cas avec la lessive. Toutefois, la chaleur a ses limites, notamment les risques de brûlure, d'endommagement des surfaces et de génération de vapeurs.

Le "temps" est également crucial. Il est vital de laisser le nettoyant agir suffisamment longtemps pour assurer une dissolution optimale des impuretés. Cependant, selon la nature de la saleté, laisser le produit agir trop longtemps peut être contre-productif.

Le "travail" englobe l'effort physique mis dans le nettoyage. Qu'il s'agisse de frotter manuellement ou d'utiliser des machines, l'effort joue un rôle majeur dans la réussite du processus. Mais, comme tous les autres éléments, il a ses limites, comme la fatigue ou le risque d'endommager la surface.

Les produits "chimiques" utilisés influencent également la qualité du nettoyage. Différents types de saleté nécessitent différents types de nettoyants. La compréhension des produits chimiques et de leurs limites, notamment en ce qui concerne la sécurité, est essentielle.

Le "pouvoir mouillant" fait référence à la capacité d'un liquide à se répandre sur une surface. Les détergents peuvent modifier ce pouvoir en réduisant la tension de surface de l'eau, rendant le nettoyant plus efficace. D'autre part, les "micelles" sont formées par les molécules de détergent et facilitent l'élimination des saletés graisseuses en emprisonnant les particules huileuses.

L'échelle de "pH" est essentielle pour choisir le bon nettoyant. Elle mesure l'acidité ou l'alcalinité d'un produit. Selon le type de saleté et la surface à nettoyer, un pH spécifique sera nécessaire. Les nettoyants alcalins et acides sont utilisés pour différentes tâches.

Les "biofilms" sont des colonies bactériennes qui peuvent se former sur diverses surfaces. Non seulement ils peuvent endommager les surfaces, mais les bactéries dans un biofilm peuvent également être bien plus résistantes aux désinfectants. Une action mécanique et l'utilisation de désinfectants appropriés sont nécessaires pour éliminer ces biofilms.

Enfin, la "désinfection" est le processus d'élimination des microbes. Au Canada, Santé Canada réglemente l'utilisation des désinfectants. Ces produits ont un temps d'efficacité défini, et il est crucial de connaître leurs ingrédients actifs pour garantir une désinfection efficace.

Nouvelles réalités

La pandémie a entraîné de nombreux changements dans nos habitudes quotidiennes, en particulier en matière d'hygiène et de salubrité. Bien que le virus SRAS-CoV-2 se transmet principalement par contact direct et par gouttelettes, il demeure essentiel de ne pas négliger le risque de transmission par contact indirect, malgré le manque de documentation à ce sujet.

Le lavage des mains est l'une des meilleures défenses contre la transmission des microbes. Cette pratique universelle est efficace contre presque tous les types de virus et de bactéries. En ce qui concerne le port du masque, bien qu'il soit difficile de prévoir son utilisation à long terme, il reste recommandé en 2021, même avec l'avancement des programmes de vaccination.

La prévention des infections est également cruciale, notamment lorsqu'il s'agit de fluides corporels. Il est vital de nettoyer et désinfecter les surfaces potentiellement contaminées par ces fluides et de disposer correctement des matières résiduelles. Cette précaution s'applique aux divers microbes auxquels les travailleurs en entretien sanitaire peuvent être exposés, et comprend également la gestion des produits et des techniques de nettoyage, ainsi que le port d'équipements de protection individuelle.

Par ailleurs, soulignons l'importance d'appliquer les bonnes pratiques d'hygiène qu'il enseigne depuis plus de deux décennies. L'utilisation croissante de la vidéoconférence, en particulier en 2021, a également changé la donne dans la communication et les affaires. Des outils tels que Sanitek offrent une solution web pour la gestion en temps réel de l'hygiène et de la salubrité, avec une optimisation des tâches et une évaluation précise des performances.

Les innovations ne s'arrêtent pas là. L'arrivée de la réalité augmentée, comme le projet Holosan, promet de révolutionner la façon dont les surfaces sont nettoyées, en offrant une vision en temps réel de l'efficacité du nettoyage.

Malgré l'accent mis sur la transmission aérienne du virus, il est crucial de continuer à nettoyer et désinfecter les surfaces. La qualité de notre environnement se mesure aussi par l'absence de saleté, de résidus et, dans de nombreux cas, de matières organiques ou de microbes. La Santé publique du Canada recommande la création et la révision des procédures et protocoles de nettoyage, en insistant sur la nécessité d'utiliser des désinfectants pour surfaces dures approuvés et sécuritaires.

Enfin, pour optimiser les pratiques d'hygiène et de salubrité, des outils comme Sanitek peuvent aider à établir des besoins précis en matière d'hygiène et à mesurer les résultats grâce à des analyses intelligentes. En attendant d'approfondir le sujet, l'importance du lavage des mains reste primordiale pour prévenir la propagation des maladies.

Pierre angulaire

La pertinence des métiers en entretien sanitaire, qui couvrent diverses sphères allant des hôpitaux et écoles aux bureaux et industries, est incontestable. Ces professions sont essentielles à la qualité d'entretien sanitaire qui, à son tour, renforce le professionnalisme d'un lieu de travail. Par ailleurs, la qualité de vie au travail dépend largement des compétences de ceux qui œuvrent dans ce secteur.

Un préposé à l'entretien sanitaire ne peut se reposer uniquement sur son intuition. Il doit constamment mettre à jour ses compétences, adopter les bonnes méthodologies et s'adapter à l'évolution du métier. Une formation et une maîtrise complètes sont donc indispensables pour une performance professionnelle.

La contribution des travailleurs de l'entretien sanitaire à la communauté est immense. Ils garantissent un cadre de vie sain, répondent aux besoins élémentaires de salubrité, réduisent les risques de contamination et s'assurent de la longévité des infrastructures et du mobilier. Ils jouent un rôle crucial dans la prévention des accidents et des incendies.

Le monde est à l'ère de l'Intelligence Artificielle, mais quand il s'agit d'entretien sanitaire, l'aspect humain reste prédominant. Malgré le battage médiatique autour de l'IA, celle-ci n'est pas encore prête à remplacer l'intervention humaine dans ce domaine. Cependant, cela ne signifie pas que les humains doivent ignorer les avancées technologiques. Au contraire, ils doivent les intégrer tout en restant maîtres de leur métier.

La mesure et la transparence dans l'exécution des tâches sont essentielles pour renforcer la confiance entre les gestionnaires, les travailleurs et les clients. C'est dans cet esprit que la formation continue devient cruciale. Pour les entreprises, offrir une formation est non seulement une responsabilité, mais aussi une opportunité d'inculquer des valeurs environnementales et de se conformer aux exigences réglementaires.

La participation des employés à la sélection des produits chimiques et à la mise en place de nouvelles méthodes est essentielle pour assurer une utilisation optimale et sécurisée. De telles démarches nécessitent une formation adéquate. Dans cette optique, l'adoption des nouvelles technologies pour la formation, qu'elle soit en ligne ou en salle, est fortement recommandée. Les avantages de la formation continue sont nombreux, allant de la motivation des employés à l'amélioration de la productivité.

Optimisation et responsabilité

Dans l'ère moderne où le télétravail s'impose comme une norme omniprésente, la mise en place d'une initiative de formation en ligne pour vos employés est une étape logique. Mais avant de plonger dans cet univers, il est vital de comprendre l'importance cruciale de la formation continue. Au sein de toute organisation, l'environnement du lieu de travail et un entretien sanitaire irréprochable sont des piliers fondamentaux pour garantir un niveau de professionnalisme constant. Pour réussir dans cette quête, une excellente initiative de formation est non seulement une nécessité mais une obligation.

En tant que responsable, il est de votre devoir de proposer non seulement un programme de formation initiale mais également de veiller à une mise à jour régulière des connaissances en adéquation avec les évolutions du métier. Cela englobe une formation rigoureuse sur l'utilisation adéquate des produits de nettoyage écologiques, ainsi qu'une éducation approfondie en matière de santé et de sécurité, alignée sur les normes du SIMDUT (Système d'Information sur les Matières Dangereuses Utilisées au Travail).

Au-delà de la simple transmission d'informations, il est crucial de cultiver une culture d'implication et de participation active du personnel. Cette approche encourage une responsabilisation accrue des utilisateurs, conduisant à une plus grande satisfaction envers l'uniformité dans le choix et l'utilisation des produits chimiques. De surcroît, elle forge une dynamique participative, générant un consensus parmi les concierges concernant la sélection des produits d'entretien et le début d'un mouvement vers l'adoption de nouvelles pratiques.

Malgré les avantages indéniables des formations en ligne, en particulier dans le contexte de la pandémie, il ne faut pas négliger les formations en présentiel qui demeurent une option viable. La complémentarité de ces deux formats peut s'avérer être une stratégie judicieuse pour parfaire les compétences de votre équipe.

La route vers l'excellence en matière d'organisation du travail est pavée par la prise en compte d'au moins quatorze facteurs influençant la performance d'un préposé à l'hygiène. Au cœur de cette démarche se trouve la rationalisation du travail dans l'espace, qui réduit significativement les dérangements et les mouvements inutiles, notamment lorsqu'il s'agit d'opérer pendant que les locaux sont occupés.

L'ergonomie au travail, elle, s'attèle à diversifier les tâches réalisées simultanément par un individu, atténuant ainsi les gestes répétitifs et favorisant une variété de postures. Dans cette optique, l'efficacité et la qualité des prestations de travail dépendent largement d'une organisation impeccable du matériel et des équipements, ainsi que d'une allocation judicieuse du budget dédié à la salubrité et à l'hygiène.

Pour garantir un travail efficace et systématique, il est recommandé de suivre une séquence optimale de tâches au sein d'un local, en débutant par le dépoussiérage et se terminant par le lavage des surfaces du sol. Cette approche est complétée par une analyse détaillée des espaces, en fonction de leur utilisation spécifique, et une adaptation aux fréquences variables d'achalandage.

Il est également impératif de tenir compte des risques spécifiques associés à différents types de milieux, notamment les centres de soins, les établissements pour personnes âgées et les centres de la petite enfance. Dans ces contextes, des mesures de désinfection supplémentaires sont essentielles pour contrôler le risque de transmission des maladies.

La saison et la géographie jouent également un rôle significatif dans la gestion de la propreté, avec l'hiver apportant des défis supplémentaires sous forme de boue, de sable et de débris divers. Les zones urbaines et celles proches des grandes artères de circulation sont également sujettes à une accumulation rapide de saleté due à la pollution environnante.

Le niveau d'entretien d'un bâtiment, reflété par l'état des espaces et les éventuels problèmes sous-jacents, comme les systèmes de ventilation déficients ou la présence de moisissures, peut sérieusement affecter la capacité de maintenir une qualité d'entretien élevée. Dans ce contexte, l'image projetée par le personnel d'entretien est primordiale. Un chariot d'entretien bien entretenu et ordonné ne sert pas seulement à faciliter le travail, mais témoigne également de l'engagement de l'organisation envers la propreté et l'ordre.

Finalement, l'intégration de technologies modernes facilite une communication rapide et efficace entre les préposés et la gestion, permettant une réaction rapide à d'éventuels problèmes, garantissant ainsi un environnement sain et sécurisé pour tous. Dans cet effort continu pour améliorer la qualité des prestations de travail, l'adoption d'un système d'évaluation robuste, soutenu par des outils tels que des formulaires Excel, des mesures ATP, des lampes UV, et des logiciels spécialisés, s'avère être une étape essentielle. En choisissant la méthode ou la combinaison de méthodes qui vous convient le mieux, vous posez les fondations pour une entreprise qui non seulement brille dans sa propreté, mais qui brille également dans son engagement envers l'excellence et la sécurité.

Normes globales et défis locaux

Dans le panorama changeant des soins de santé, les pratiques d'hygiène environnementale adoptées à travers le monde révèlent des nuances significatives. L'étude menée par Kenters et al. (2018) dévoile, par le biais d'un questionnaire minutieusement élaboré, les stratégies et politiques adoptées par les professionnels de santé de différents pays. Ce chapitre explore les nuances des politiques écrites, des responsabilités attribuées aux personnels, ainsi que les formations proposées à travers une série de statistiques révélatrices.

Il est encourageant de constater que la majorité des établissements de soins détiennent des politiques écrites en ce qui concerne le nettoyage et l'entretien de diverses installations, telles que les salles d'opération et les équipements cliniques partagés. Ce déploiement réglementaire atteste de l'engagement manifeste des institutions à maintenir des normes d'hygiène irréprochables.

Le défi demeure dans la mise en œuvre concrète de ces politiques. Le personnel des centres de soins reste majoritairement responsable du nettoyage, suivi par des sous-traitants, bien que la situation au Québec présente une légère variation avec une plus grande implication du personnel interne. Des disparités similaires se reflètent également dans le nettoyage des étages de soins et la désinfection des petits équipements partagés, soulignant la nécessité d'une coordination étroite entre les différentes équipes.

La formation sur les bonnes pratiques d'hygiène est un autre axe central. Bien que l'initiation soit commune au moment de l'embauche, une proportion moindre des établissements offre une formation continue, soulignant une opportunité potentielle pour accroître l'efficacité des pratiques de nettoyage.

Les normes de nettoyage diffèrent considérablement d'un établissement à l'autre, surtout en ce qui concerne la fréquence du nettoyage des chambres et des surfaces à haut potentiel de contamination. La prise de précautions additionnelles varie également, indiquant une possible incohérence dans les efforts de prévention des infections.

Malgré les avancées, des questions persistent sur l'impact réel des interventions de nettoyage en santé. Les efforts pour minimiser la contamination environnementale ne doivent pas éclipser d'autres mesures préventives. Par ailleurs, la littérature actuelle, largement influencée par les études menées dans les pays à ressources abondantes, pourrait bénéficier d'une diversification géographique pour comprendre et aborder les défis spécifiques rencontrés dans les régions moins privilégiées.

Entre gestes et risques

Au seuil de nos rencontres quotidiennes, se dessine une question cruciale, de plus en plus prégnante dans la conscience collective : quel geste de salutation adopter pour garantir notre sécurité, sans sacrifier l'aspect chaleureux des interactions humaines ? Le fist bump, le high-five ou la traditionnelle poignée de main, lequel de ces rituels est le moins susceptible de devenir un vecteur de transmission microbienne ?

Dans une étude rigoureuse menée par Sara Mela et David E. Whitworth, affiliés à l'Institute of Biological, Environmental, and Rural Sciences de l'Université d'Aberystwyth, le verdict a été rendu. À travers une expérience impliquant des gants de caoutchouc et la bactérie E. coli, les deux chercheurs ont démontré que le fist bump se démarque nettement par sa faible transmission microbienne, suivie du high-five. Cependant, ils soulignent également que d'autres paramètres, dans des situations réelles, pourraient influencer ces résultats, rappelant ainsi l'importance du lavage des mains, une pratique qui reste indétrônable dans la lutte contre les microbes.

Mais la vigilance ne s'arrête pas là. Nos pas, au quotidien, foulent une multitude de surfaces qui sont de véritables nids de contamination. Cette réalité pose la question cruciale des sols dans les centres de soins de santé, fréquentés chaque jour par des milliers de semelles, qui peuvent devenir des vecteurs insoupçonnés de micro-organismes. Malgré les efforts de nettoyage quotidiens, les contaminations bactériennes et virales réapparaissent avec une étonnante rapidité.

Des recherches récentes confirment cette inquiétude, mais également les efforts déployés pour contrer ce phénomène. Le nettoyage et la désinfection continus sont, certes, indispensables, mais l'élimination systématique des impuretés sèches et humides l'est tout autant. Dans cette lutte constante, l'utilisation d'outils adaptés et de techniques spécialisées s'avèrent être d'une importance capitale pour prévenir la contamination croisée et garantir un environnement sain.

Dans le domaine du travail, la sécurité se présente sous diverses facettes et ne doit jamais être prise à la légère. Les statistiques de la CNESST en 2017 sont là pour nous le rappeler, illustrant une réalité frappante avec 236 accidents par jour. Ainsi, des mesures préventives s'imposent, où chaque détail compte, de la lecture attentive des étiquettes de produits à la vérification des fils électriques, en passant par l'usage prudent des machines à pression. Chaque geste conscient contribue à créer un environnement de travail sain et sécuritaire.

Parallèlement, le monde de la santé est également confronté à des défis technologiques qui mettent en péril la sécurité des patients et des professionnels. Selon l'institut ECRI, le panorama des risques en 2019 est vaste et implique des problématiques allant de la cybersécurité aux complications chirurgicales. Afin de naviguer sereinement dans cet univers complexe, une vigilance constante et une adaptation rapide aux innovations sont requises pour minimiser les risques et protéger le bien le plus précieux : la vie humaine.

Dans cette quête permanente, chaque détail compte, et la responsabilité incombe à chacun de nous de forger un avenir plus sûr, un geste à la fois.

Mosaïque de salubrité

Dans le domaine de l'hygiène et la salubrité, la maîtrise des techniques et la connaissance des bonnes pratiques sont vitales. Conquérir cette maîtrise nécessite une parfaite symbiose de plusieurs éléments interdépendants qui, lorsqu'harmonisés, peuvent transformer n'importe quel espace en un havre de propreté et de sérénité. Permettez-moi de vous guider à travers les sept éléments essentiels qui forment la pierre angulaire de tout édifice propre et sain.

L'un des premiers éléments à considérer est l'utilisation optimale des systèmes de dilution. Faciles à utiliser et à entretenir, ces systèmes permettent une utilisation rationnelle des produits nettoyants, contribuant ainsi à réduire les coûts et l'impact environnemental des emballages. Dans cette optique, il est essentiel de choisir des produits concentrés, certifiés par des labels environnementaux reconnus, capables d'accomplir l'ensemble des tâches requises par votre établissement.

Ensuite, l'efficacité du système de papiers s'inscrit comme un élément fondamental. Les papiers utilisés doivent non seulement provenir de sources durables, mais aussi s'associer efficacement à des systèmes de séchage. Cette combinaison non seulement limite la consommation de papier mais contribue aussi à la conservation des ressources naturelles. Dans le même esprit, le choix judicieux d'un tapis d'entrée, adapté aux spécificités de l'environnement, peut retenir une grande partie de la saleté avant même qu'elle n'entre dans le bâtiment.

Le choix des équipements est tout aussi crucial. La mécanisation de l'entretien par le biais d'équipements robustes et fiables peut augmenter considérablement la productivité, réduire la fatigue et améliorer la qualité des services offerts. En parallèle, la standardisation des chariots d'entretien et des outils de travail facilite la formation et favorise une meilleure mobilité au sein des équipes d'entretien.

La mise en place d'un devis d'entretien bien défini, dictant clairement les responsabilités et les modalités d'exécution des tâches, est également indispensable. Grâce à des outils et des méthodologies informatisés modernes, l'élaboration d'un tel devis est désormais à la portée de tous, permettant ainsi une optimisation remarquable du flux de travail.

Naturellement, le succès de tout cela repose sur la formation continue des personnes chargées de l'entretien quotidien des installations. Leur maîtrise des techniques et des outils modernes est impérative pour garantir la propreté et la salubrité de l'environnement.

Mais la question demeure, à quelle fréquence faut-il nettoyer certaines surfaces ? Dans le cadre domestique, la réponse à cette question varie grandement en fonction de la surface en question. Par exemple, les téléphones portables nécessitent un nettoyage quotidien pour éliminer les graisses et les germes, tandis que le réfrigérateur demande un entretien trimestriel pour éviter le développement de moisissures et d'autres nuisibles. La fréquence de nettoyage de ces divers éléments doit être intégrée dans le calendrier d'entretien, assurant ainsi une hygiène optimale à tout moment.

Dans cette ère numérique, il est impératif de s'adapter aux évolutions technologiques même dans le domaine de l'hygiène et de la salubrité. Alors que le monde change rapidement, l'intégration des technologies numériques dans le secteur de l'entretien ménager devient une nécessité plutôt qu'une option. Les logiciels modernes peuvent faciliter la planification, le suivi et l'optimisation des tâches d'entretien, instaurant une équité entre les travailleurs et augmentant la productivité générale.

Alors que nous nous tournons vers l'avenir, où même sur Mars le nettoyage sera nécessaire, il est vital de rester à jour avec les dernières innovations dans le domaine. Après tout, comme disait mon ami Jean, le métier de préposé à l'entretien est l'un des plus anciens métiers du monde, et il est là pour rester, évoluant continuellement pour répondre aux exigences de notre monde en constante évolution.

Écho

Dans le monde entremêlé des relations client-fournisseur, chaque individu occupe un rôle dualiste, celui du fournisseur et celui du client. Cette dynamique façonne la multitude de rapports humains, qu'ils soient inhérents à la sphère familiale, professionnelle ou commerciale. Bien au-delà d'une transaction matérialiste, il s'agit d'un échange intime, d'une négociation continue entre le donner et le recevoir, l'offre et la demande, la compréhension et l'exigence.

Cette dynamique transcende les frontières apparentes entre les individus et s'infiltre dans les relations intimes que nous entretenons les uns avec les autres. Ce n'est pas une simple transaction commerciale, mais un échange de besoins, de désirs et d'aspirations. Dès lors, la question cruciale se pose : sommes-nous prêts à vendre à tout prix ou cherchons-nous à nourrir un besoin authentique, à tisser une relation sincère et enrichissante ? Bien sûr, la voie vers la création de liens authentiques est parsemée d'embûches. Cependant, en se tenant à l'écoute des signaux subtils et des échos des besoins de l'autre, un espace fertile pour une collaboration mutuellement bénéfique peut voir le jour.

L'art de l'écoute active s'avère alors être un outil inestimable. Il s'agit non seulement de satisfaire la requête explicite du client, mais également de décrypter et de répondre à ses besoins sous-jacents. Une tâche ardue, certes, mais pas impossible. En cultivant une présence attentive, en évitant la précipitation dans la préparation de réponses prédéterminées, et en s'engageant dans un dialogue authentique centré sur les préoccupations du client, on peut parvenir à bâtir une relation d'affaires fructueuse et durable. Ce voyage de découverte mutuelle est un chemin que nous vous invitons à emprunter, une expérience à vivre et à partager.

Dans notre quête d'une vie saine et sûre, nous rencontrons souvent des ennemis invisibles qui menacent notre bien-être. Les biofilms, ces assemblages vicieux de microorganismes, s'incrustent dans nos environnements quotidiens, mettant en péril notre santé et notre sécurité. Ces formes de vie, à la fois fascinantes et répugnantes, démontrent une résilience et une ingéniosité qui nous forcent à redoubler d'efforts dans notre lutte pour la propreté et la salubrité.

La guerre contre ces entités biologiques demande une approche stratégique et innovante. Que ce soit par le remplacement des équipements infectés, l'utilisation de produits chimiques puissants, ou l'intégration de technologies perturbatrices, nous devons être prêts à adopter des mesures décisives pour préserver notre santé.

À l'heure où les virus menaçants semblent en recul, il ne faut pas négliger l'importance vitale de la désinfection des surfaces. La propagation du Norovirus et d'autres agents pathogènes reste un risque tangible, insistant sur la nécessité d'une vigilance constante. Pour réduire les risques, il est impératif de concentrer nos efforts sur les zones de haute fréquentation et de contact, garantissant ainsi une barrière solide contre la transmission des infections.

La sécurité dans le processus de nettoyage ne doit pas être prise à la légère. Dans un secteur où les accidents sont fréquents, il est vital d'instaurer des mesures préventives pour protéger les travailleurs. Une approche multidimensionnelle qui englobe l'évaluation des risques, l'utilisation d'équipements de protection appropriés et une formation adéquate peut grandement contribuer à créer un environnement de travail sûr et sécurisé.

Ainsi, en traversant les différents pans de la vie quotidienne, nous sommes appelés à prêter une attention particulière à notre interaction avec les autres et avec notre environnement. En cultivant une écoute active et en adoptant des stratégies de nettoyage efficaces et sécuritaires, nous pouvons espérer forger un monde plus sain, plus sûr et plus empathique.

Entrées et sorties

Dans un ballet constant, orchestré avec une précision presque mécanique, des centaines, peut-être des milliers de visiteurs franchissent chaque jour le seuil de votre entreprise ou de votre institution. C’est une valse animée qui résonne au seuil de l'entrée, une symphonie qui, si vous y prêtez attention, chante la première note d'une impression durable. Car à cet endroit précis, il y a plus qu'une simple porte : un tapis d'entrée. Une première esquisse de l'image que vous souhaitez véhiculer, le reflet tangible de vos valeurs et de votre positionnement corporatif.

Les tapis à l'effigie de votre entreprise, qu'ils soient sur mesure ou personnalisés, sont bien plus que des objets fonctionnels permettant de retenir jusqu'à 80 % des impuretés qui autrement se disperseraient dans les bâtiments. Ils deviennent des emblèmes, annonçant silencieusement mais avec assurance la qualité et l'originalité de vos services. Un logo, une image, une couleur, chaque élément peut être soigneusement choisi pour renforcer la confiance et promouvoir vos produits de manière subtile mais efficace.

Dans les coulisses de cet espace professionnel, loin des tapis somptueux, réside une autre responsabilité de taille : la gestion des déchets. Au Québec, cette tâche est régie par un ensemble complexe de lois et de réglementations qui se sont étoffées et affinées au fil des dernières décennies. Chaque institution, que ce soit un hôpital ou une université, est investie de la tâche de classer et de gérer efficacement ses déchets, une entreprise qui exige une connaissance approfondie des diverses catégories de déchets et des réglementations applicables.

La gestion des déchets est un processus minutieux qui nécessite une planification et une communication adéquates, mais aussi une mise en œuvre qui garantit la sécurité des personnes et de l'environnement. Les principes de réduction à la source, de réemploi et de recyclage doivent être mis en avant pour minimiser l'impact environnemental et économique. Les déchets sont classés en catégories variées, allant des déchets généraux aux déchets chimiques et radioactifs, chacun nécessitant des mesures spécifiques pour une élimination adéquate.

Au-delà des frontières de l'entreprise, dans des communautés à travers le monde, se pose un défi olfactif d'une tout autre nature. Le défi de l'hygiène et de l'assainissement, où les mauvaises odeurs deviennent plus qu'un simple inconvénient, mais une barrière qui entrave le développement économique et cause des souffrances incommensurables. Les efforts pour contrer ce problème sont menés de front par des chercheurs qui tentent de désarmer les odeurs nauséabondes à leur source, utilisant la science pour rendre les toilettes et les latrines plus attrayantes pour les communautés qui en ont le plus besoin.

Dans un autre registre, plus proche de la nature, un phénomène fascinant se déroule. Dans les colonies de fourmis, des créatures que l'on pourrait facilement sous-estimer révèlent des compétences étonnamment sophistiquées et semblables à celles des humains. Avec une population qui peut se chiffrer en millions, les fourmis forment une communauté où la chimie devient une arme dans la lutte contre les infections. Les fourmis « chimistes » montrent que même dans le monde insecte, l'innovation et l'adaptation sont des outils essentiels pour assurer la survie et le succès de la colonie.

Ainsi, dans les entrées des établissements modernes aux confins des fourmilières de la nature, nous observons des stratégies et des adaptations fascinantes, où l'esthétique rencontre la fonctionnalité, et où la science rencontre la nature, formant un kaléidoscope complexe et vibrant d'efforts continus et d'innovations pour un monde meilleur.

Chemin vers l'excellence

Dans le monde fluide et perpétuellement changeant des services d'entretien, la manière dont un préposé à l'hygiène orchestre sa route de travail revêt une importance capitale. Chaque espace confie une promesse tacite de propreté et de confort aux individus qui le fréquentent. Or, pour honorer cette promesse, plusieurs éléments, parfois négligés, doivent être pris en considération. Voici une exploration profonde des facteurs qui constituent le cœur d'une route de travail performante.

Pénétrer dans un espace et le façonner en un lieu accueillant est une danse délicate. Par rapport au travail focalisé sur une tâche unique, travailler de manière globale dans un espace offre non seulement un potentiel d'efficacité accru, mais réduit également les interruptions et les déplacements superflus, surtout si l'intervention est planifiée hors des heures d'occupation des lieux. Cette méthode contribue également à améliorer l'ergonomie du travail, car elle minimise les mouvements répétitifs et encourage une variété de postures.

La centrale névralgique d'un préposé reste son chariot d'entretien. Une organisation méthodique et irréprochable de celui-ci est non seulement un gage de professionnalisme, mais assure également une optimisation de la qualité et de la performance de chaque intervention. En ce sens, investir dans des produits et du matériel de qualité, bien que parfois plus coûteux, devient une nécessité absolue, d'autant plus que la grande majorité du budget est allouée à la main-d'œuvre.

La marche à suivre lors de l'entretien des pièces est aussi un facteur crucial. Il est judicieux de les aborder les unes après les autres, évitant ainsi des déplacements inutiles et gagnant du temps précieux. Dans cette optique, il est également recommandé de suivre une séquence de tâches optimale à l'intérieur d'un local. Cette séquence, qui s'initie dès l'entrée et fait le tour de la pièce, embrasse un éventail de tâches allant du dépoussiérage aux soins approfondis du sol.

Par ailleurs, il est essentiel de comprendre la vocation spécifique de chaque espace. Les méthodes d'entretien divergent grandement entre un corridor passant et un vestibule d'entrée. De même, une salle de conférence exige une attention différente d'un bureau individuel. Ces nuances sont encore plus marquées lorsque l'on considère les variations d'achalandage dans certaines zones, nécessitant une adaptation constante des tâches d'entretien.

Naviguer dans l'univers de l'entretien des bâtiments demande également une prise de conscience aiguë des risques inhérents à chaque lieu. Les espaces de soins ou les centres pour personnes âgées, par exemple, requièrent des mesures de désinfection supplémentaires pour contrôler efficacement le risque de transmission de maladies.

Les variables saisonnières et géographiques influent également sur l'entretien. L'hiver apporte son lot de contraintes, avec l'incursion de saletés et de débris à l'intérieur des édifices. De plus, la proximité de grandes artères routières peut intensifier la pollution et l'encrassement, nécessitant une vigilance accrue.

L'état des lieux est une préoccupation de tous les instants. L'usure du temps, couplée à un déficit d'entretien, peut rendre la tâche de maintien de la qualité plus ardue. Cette érosion est palpable dans divers éléments structurels, qu'il s'agisse du mobilier ou du système de ventilation.

Enfin, la perception joue un rôle non négligeable. Un chariot d'entretien polyvalent, servant à diverses fonctions, peut vite devenir un objet de mépris si son entretien est négligé. Il est donc vital de consacrer du temps à maintenir cet outil en parfait état, lançant ainsi un message fort de professionnalisme et de fiabilité.

En somme, établir une route de travail performante est un art délicat, conjuguant diverses compétences et une attention méticuleuse aux détails. Une maîtrise de cet art garantit non seulement des espaces accueillants et sains, mais sert également de témoignage à l'excellence du travail accompli.

Salubrité renouvelée

Dans un monde en constante évolution, le secteur de l'hygiène et de la salubrité se révèle être un pilier fondamental du bien-être et de la qualité de vie de chaque individu. Comme une évidence incontournable, il nous rappelle que chaque membre de la société a une responsabilité envers la propreté et la santé de son environnement. Une mission qui, loin d'être optionnelle, est ancrée dans nos valeurs communes, nous invitant à nous élever ensemble vers un standard plus élevé de vie communautaire.

La sphère de l'hygiène a connu une transformation notable grâce à l'essor technologique des dernières années. Cette progression a grandement facilité l'exécution des tâches dans ce domaine. Toutefois, malgré les avancées, l'industrie de l'entretien sanitaire peine encore à atteindre les niveaux de productivité observés dans d'autres secteurs économiques modernes. Ce n'est plus une question de disponibilité des outils et des produits adéquats, mais plutôt un défi pour les ressources humaines de s'adapter et d'embrasser de nouvelles méthodes organisationnelles et opérationnelles.

Au cœur de toute entreprise, l'environnement de travail et un entretien sanitaire de qualité s'avèrent être des éléments clés pour promouvoir et préserver un niveau élevé de professionnalisme. En effet, le respect de ces principes est intrinsèquement lié à la qualité de vie au travail. Il est de la plus haute importance que les individus évoluant dans le secteur de l'entretien sanitaire comprennent et adoptent cet ethos. Pour ce faire, ils doivent s'armer des compétences et des connaissances les plus récentes, s'adonner à une exploration approfondie des techniques et des méthodologies modernes, et s'engager dans une démarche de développement personnel continu.

Cependant, la volonté et l'intuition ne suffisent plus. Aspirer à un professionnalisme exemplaire requiert une discipline personnelle aiguisée, une maîtrise profonde des compétences nécessaires et une passion pour le développement continu. Il devient alors évident que le rôle du préposé en hygiène et salubrité est en train de se redéfinir, s'orientant davantage vers une responsabilité et une éthique professionnelles rigoureuses, prêtes à répondre aux exigences futures.

Abordant la responsabilité qui incombe aux services d'hygiène et de salubrité, nous détaillons les éléments essentiels qui guident les actions de ces services dans la réalisation de leurs missions. Ces aspects couvrent une gamme vaste, de la gestion efficace de la main-d'œuvre à l'entretien régulier des infrastructures et des ressources. Ils mettent en lumière la nécessité d'une planification minutieuse, d'une formation continue et d'une communication fluide entre les différents départements impactant directement la performance du service.

À l'aube d'une ère écologique, la question du choix de produits verts se pose de manière cruciale. Dans le cadre d'un développement durable et d'un plan vert bien orchestré, il est impératif de considérer la gestion adéquate des produits, des équipements et du matériel, en favorisant les options écologiquement responsables. Cette démarche s'étend bien au-delà des nettoyants, englobant également le choix des revêtements de sol, des outils de travail, des équipements et des produits de papier, afin de créer un environnement qui soutient le bien-être et la durabilité.

Il s'avère également primordial d'établir un plan vert robuste, qui tient compte de divers éléments critiques pour garantir le succès de cette initiative. De l'évaluation de la situation actuelle à l'implication active de toutes les parties prenantes, un plan vert bien conçu peut orchestrer une transformation positive sur plusieurs fronts, du recyclage à l'entretien des sols, en intégrant également une gamme complète de produits et d'équipements écologiques.

Enfin, l'engagement actif du personnel s'avère être un atout majeur dans cette démarche. Encourager une structure participative pour l'acquisition de produits et d'équipements peut non seulement renforcer la responsabilité des utilisateurs, mais aussi augmenter leur niveau de satisfaction. À travers une approche collaborative, il est possible de promouvoir une meilleure synergie et une performance accrue, qui conduisent finalement à un environnement de travail plus sain et plus épanouissant.

En somme, le secteur de l'hygiène et de la salubrité est en train d'évoluer à une vitesse considérable, proposant de nouvelles opportunités et de nouveaux défis. En tant que précurseur dans ce domaine, il est de notre devoir d'encourager une culture d'excellence et de responsabilité, prête à s'adapter et à évoluer dans cette dynamique en constante mutation. Dans cette perspective, nous devons travailler ensemble pour favoriser un avenir où l'hygiène et la salubrité sont perçues non pas comme une corvée, mais comme une mission cruciale pour le bien-être et la qualité de vie de tous.

Clés du succès

Dans le vaste champ de l'hygiène et de la salubrité, il est impératif de tracer des lignes claires entre trois notions essentielles : la vétusté, la salubrité et la désinfection. Ces concepts distincts constituent la fondation même de notre secteur, guidant chaque action et décision prises sur le terrain. Afin de mettre en lumière l'importance de chaque terme, nous explorons ici leurs définitions respectives, pour ensuite aborder l'importance du rôle humain dans ce secteur, à travers les attitudes et aptitudes que doit posséder un préposé en hygiène et salubrité.

Le passage du temps ne laisse pas de traces uniquement sur les êtres vivants ; il marque également de son empreinte les édifices et les surfaces qui nous entourent. Une surface vétuste est ainsi celle qui a subi les effets du temps, présentant des signes de détérioration manifestes. Cette dégradation est un des éléments qui influent sur la dépréciation des immeubles, les autres étant l'obsolescence fonctionnelle et économique.

À l'opposé, une surface salubre est celle qui se trouve dans un état favorisant la santé et le bien-être de l'organisme. Cette notion est souvent associée à la sécurité alimentaire, un domaine où la réduction des risques est primordiale. Dans ce contexte, les termes "salubre" et "hygiénique" se rejoignent, formant ainsi un binôme inséparable dans le champ lexical de notre secteur.

Enfin, abordons le concept de la désinfection. Il s'agit d'une opération où certaines entités indésirables, telles que les germes ou les virus, sont éliminées de manière volontaire et temporaire afin de prévenir les risques d'infection. Cette démarche peut être graduée, allant de l'assainissement à la stérilisation, en fonction du degré de nettoyage requis. Il est à noter que l'efficacité de cette intervention n'est que temporaire, la surface pouvant être à nouveau contaminée lors d'un contact ultérieur avec une souillure. Cependant, certains désinfectants peuvent offrir une action rémanente, prolongeant ainsi leur efficacité dans le temps.

Dans le domaine de l'hygiène et de la salubrité, l'humain reste un élément central, jouant un rôle crucial dans la perpétuation de standards élevés. Les environnements au sein desquels nous évoluons exigent une vigilance et une compétence constantes, des traits qui doivent être incarnés par chaque préposé sur le terrain.

Ainsi, pour exceller dans cette profession, un certain nombre d'attitudes et d'aptitudes se révèlent indispensables. Au-delà de la maîtrise technique, un bon préposé se doit de faire preuve d'une dextérité manuelle avérée et d'un sens aigu de l'observation. Ces compétences sont complétées par un sens des responsabilités bien affûté et une capacité à gérer la pression inhérente à la fonction.

De plus, l'efficacité du jugement, une approche rationnelle dans l'organisation des activités et une prise d'initiative proactive sont des atouts non négligeables. Méthodique et minutieux, le préposé ne laisse rien au hasard, s'assurant que chaque tâche est menée à bien avec le plus grand soin. La politesse et la sociabilité s'imposent également comme des qualités nécessaires, contribuant à créer un environnement de travail harmonieux et respectueux.

Dans cette même veine, une apparence propre et soignée est primordiale, reflétant ainsi la fierté et le respect de sa profession. Enfin, une excellente communication s'avère être la clef pour favoriser une collaboration fructueuse avec l'ensemble des parties prenantes. C'est cette combinaison harmonieuse d'aptitudes et d'attitudes qui forgera le succès de chaque préposé, un succès qui est également le vôtre.

Au-delà des mains

Nous naviguons dans un monde d'interactions continues, où notre environnement joue un rôle tout aussi important que nos actions personnelles dans la prévention des maladies et la promotion d'un état de bien-être optimal. Dans ce chapitre, nous dénudons cinq vérités fondamentales qui gouvernent le domaine de l'hygiène et de la salubrité, et dressons un tableau qui englobe non seulement l'importance du lavage des mains mais également la nécessité d'une vigilance constante vis-à-vis de notre environnement immédiat.

Il est évident que l'hygiène des mains occupe une place prépondérante dans le contrôle de la propagation des infections. Toutefois, ce geste en soi n'est pas une panacée. En effet, il constitue une partie d'un système complexe, où les surfaces et les objets qui nous entourent sont des acteurs silencieux mais très actifs dans la chaîne de transmission des maladies. Les recherches sont unanimes à cet égard : le soin que nous apportons à nos mains doit être complété par une attention particulière portée aux surfaces avec lesquelles nous interagissons quotidiennement.

Nous nous trouvons face à une réalité où les microorganismes pathogènes, notamment des bactéries redoutables comme le SARM, l'ERV et l'E.coli, peuvent subsister pendant des mois sur les surfaces inertes. Les virus, qu'ils soient respiratoires ou entériques, ne sont pas en reste, ayant la capacité de persister durant des heures, voire des semaines. Cette durabilité met en exergue l'importance de briser le cycle de contamination qui peut se produire dans notre environnement.

Dans ce contexte, la qualité de la propreté se positionne comme un pivot central dans la prévention des infections, en particulier dans des lieux sensibles tels que les hôpitaux. En fait, le niveau de propreté environnementale est si intrinsèquement lié au taux d'infections que des études ont établi des corrélations directes et indirectes dans divers milieux, y compris les garderies et les établissements de soins. Il est clair que la contamination environnementale n'est pas seulement une conséquence, mais peut également être un précurseur d'infections et de maladies.

Dans cette lutte constante contre la propagation des germes et des infections, le nettoyage et la désinfection sont des alliés de taille. Néanmoins, une seule intervention ne suffit pas. Il est impératif que ces actions soient répétées, et parfois, intensifiées en fonction du lieu et du niveau de risques perçus. Dans les environnements à forte fréquentation humaine, cette rigueur est non seulement souhaitable mais nécessaire, bien que nous ayons le luxe d'une fréquence réduite dans le confort de nos foyers.

À la lumière de ces vérités, il est manifeste que nous avons devant nous une responsabilité collective pour maintenir un niveau d'hygiène et de salubrité qui protège et promeut la santé de tous.

Conclusion

Dans ce monde dynamique et en constante évolution, où chaque jour nous apporte de nouvelles connaissances et opportunités, il est réconfortant de savoir que nous avons le pouvoir d'influencer positivement notre environnement immédiat. Les vérités que nous avons explorées dans cette anthologie nous offrent une carte, un guide qui nous invite à devenir des acteurs conscients et proactifs dans la préservation de notre santé et de celle des autres.

Au fur et à mesure que nous intégrons ces principes dans notre quotidien, nous créons non seulement des espaces plus sûrs, mais aussi une communauté unie par l'engagement envers le bien-être collectif. C'est une danse délicate et continue entre l'humain et son environnement, une symphonie où chaque note compte, où chaque geste, aussi minime soit-il, contribue à une mélodie plus harmonieuse.

Pensez aux moments où vous nettoyez vos mains, où vous prenez le temps de désinfecter une surface : ce sont des instants où vous embrassez pleinement votre rôle de gardien de la santé, des moments de puissance silencieuse qui, accumulés, peuvent façonner un monde plus sûr et plus sain.

Alors, avançons ensemble avec optimisme et détermination. Que chaque action, guidée par la connaissance et la conscience, soit une étincelle qui allume une flamme de changement positif, un témoignage vivant que, oui, un avenir florissant est à notre portée. Un avenir où l'hygiène et la salubrité ne sont pas des tâches, mais des célébrations de la vie et du bien-être.

Avec ces pensées à l'esprit, tournons-nous avec espoir vers l'avenir, prêts à embrasser les défis et à forger un chemin de prospérité et de santé pour tous. Dans ce voyage, souvenons-nous que chaque pas compte, et que, main dans la main, nous sommes en route vers un monde empreint de lumière, de vitalité et d'harmonie.

Made in United States
Orlando, FL
05 November 2026

90229831R00032